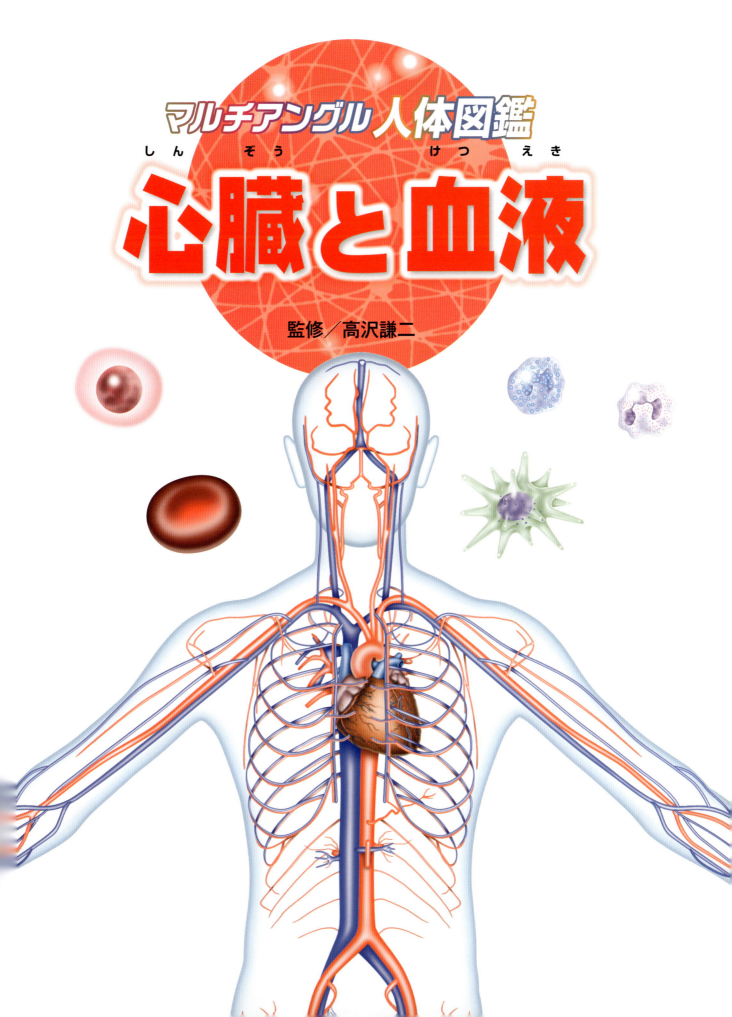

□監修者紹介
高沢謙二（たかざわ　けんじ）
東京医科大学名誉教授、東京医科大学病院健診予防医学センター特任教授、信濃坂クリニック院長、北京大学客員教授。東京医科大学卒業。長年にわたって心臓病や高血圧の予防と治療に取り組んでいる。「血管年齢」という指標の考案者。著書に、『声に出して覚える心電図』（南江堂）、『動脈硬化を予防する！　最新治療と正しい知識』（日東書院本社）ほか多数。

心臓、血液、血管の連係プレー！

　胸のまん中の、少しだけ左よりにある心臓は、そんなに大きな臓器ではありません。だいたい、にぎりこぶしくらい。でも、大きくなくても、からだじゅうに血液をとどける力をもっています。しかも一生、休まず動きつづけるはたらき者です。
　血液は、からだの細胞のひとつひとつに、酸素や栄養を運び、いらなくなったものを回収しています。その血液がとおる血管も大切です。もしも血管がふさがったり、やぶれたりしてしまったら、場所によっては大変なことになってしまいます！
　さあ、全身の細胞が酸素や栄養を待っています！　心臓、血液、血管による連係プレーは、うまくいくでしょうか？

マルチアングル人体図鑑 心臓と血液

目次

全身に血液を送りだすポンプ
心臓 ……………………………………………… 4

4つの部屋と、血液の流れ
心臓のしくみ① ………………………………… 6

血液循環の2つのルート
心臓のしくみ② ………………………………… 8

拍動のリズムをつくるもの
心臓のしくみ③ ………………………………… 10

3種類の血管が全身をめぐる
全身の血管 ……………………………………… 12

やくわりによってちがう形
血管の構造 ……………………………………… 14

いちばん多く流れていく場所は？
血液の行き先 …………………………………… 16

液体と、3種類の血球でできている
血液の種類 ……………………………………… 18

血小板が出血を止める
傷がふさがるメカニズム ……………………… 20

外敵からからだを守る
白血球のなかま ………………………………… 22

外敵をふせぐ、ゴミを運びだす
リンパとリンパ管 ……………………………… 24

古くなった血液をリサイクル
脾臓 ……………………………………………… 26

守るしくみと、強すぎる反応
免疫とアレルギー ……………………………… 28

さくいんと用語解説 ……………………………… 30

全身に血液を送りだすポンプ 心臓

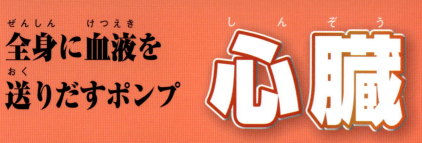

　心臓がある場所は、胸のまん中あたり、左右の肺にはさまれたところ。形はドングリのように先がとがっていて、とがった部分は左胸の下にくる。ここがいちばん強く動く部分なので、心臓のドキドキは、胸の左下でいちばんはっきりと感じられる。

　心臓は、からだじゅうに血液を送りだすポンプのようなしごとをしている。心臓から出ている太い数本の血管が、血液のとおり道だ。また、心臓に巻きついたような**冠状動脈**は、心臓じしんが必要な酸素と栄養を血液にのせて運んでいる。

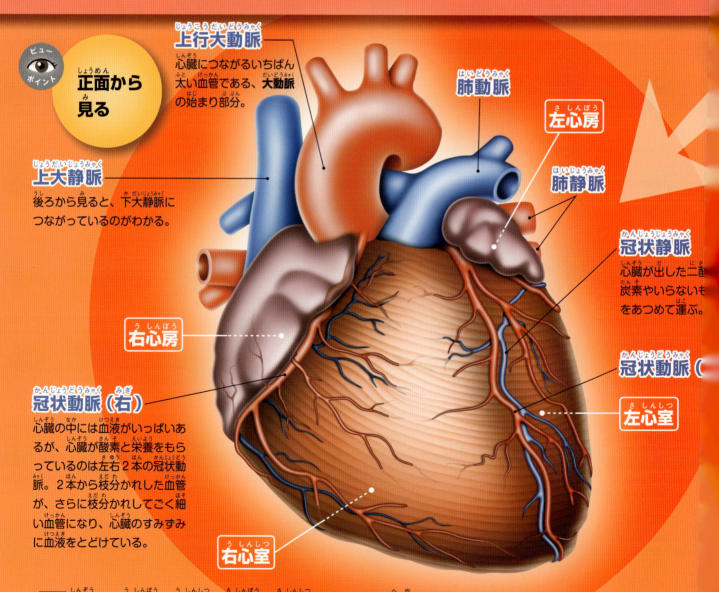

ビューポイント　正面から見る

上行大動脈　心臓につながるいちばん太い血管である、大動脈の始まり部分。

肺動脈

左心房

上大静脈　後ろから見ると、下大静脈につながっているのがわかる。

肺静脈

冠状静脈　心臓が出した二酸化炭素やいらないものをあつめて運ぶ。

右心房

冠状動脈（右）　心臓の中には血液がいっぱいあるが、心臓が酸素と栄養をもらっているのは左右2本の冠状動脈。2本から枝分かれした血管が、さらに枝分かれしてごく細い血管になり、心臓のすみずみに血液をとどけている。

冠状動脈

左心室

右心室

→ 心臓には右心房、右心室、左心房、左心室という4つの部屋がある。6ページで部屋の中を見てみよう。

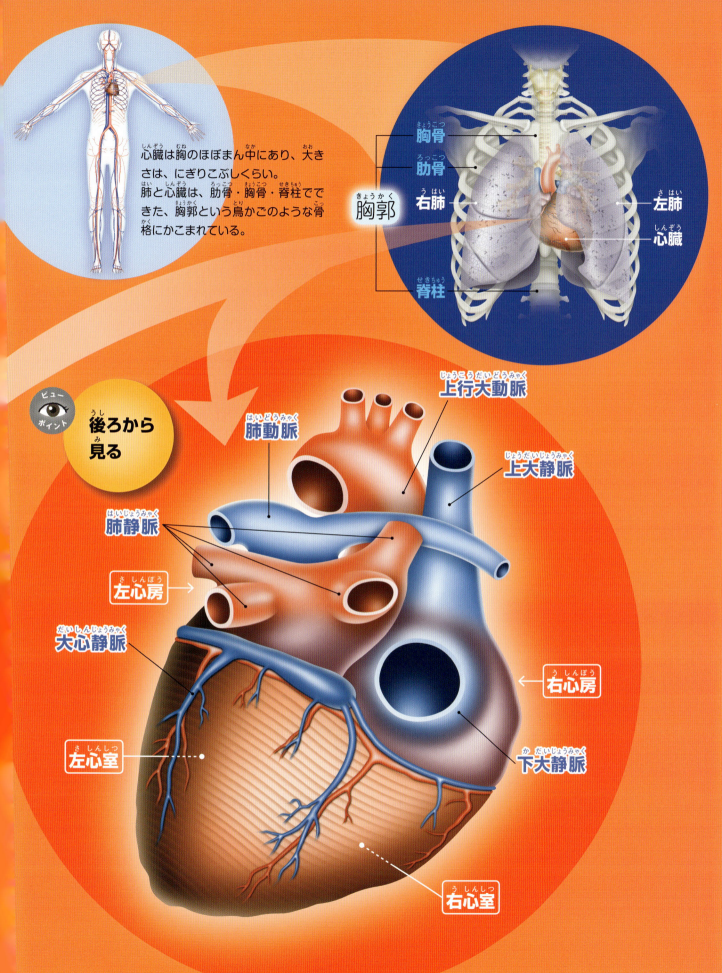

心臓のしくみ

4つの部屋と、血液の流れ

心臓には、太い血管をとおして、大量の血液が出たり入ったりしている。心臓から血液が出ていく血管は**動脈**、入ってくる血管は**静脈**だ（→ P12）。また、心臓には**右心房、右心室、左心房、左心室**という4つの部屋がある。部屋のひとつひとつがポンプのように動き、血液を目的の場所へ送りだしている。

右の2つの部屋と、左の2つの部屋では、中

ビューポイント
縦に切って見る

心房と心室、弁のやくわり

左右の心房は、血液を一時的にためておく部屋だ。すぐ下にある心室へ血液を送るので、ポンプの力は心室より弱い。**右心室**は、血液を肺へ送りだす部屋。肺は心臓のすぐ近くにあるので、力の強さは2ばんめ。**左心室**は、血液を全身へ送りだす部屋で、いちばん力が強いポンプだ。

4つの部屋の出口には、それぞれ**弁**がついている。血液を送りだしたあとは弁が閉じて、血液が逆流するのをふせぐしくみだ。

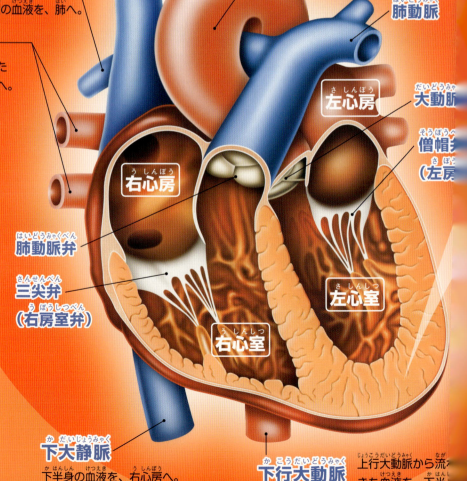

大動脈弓
上行大動脈から3本の血管が出ている部分。3本は頭と腕に向かう。

上大静脈
上半身の血液を、右心房へ。

肺動脈
右心室の血液を、肺へ。

肺静脈
肺でガス交換した血液を、左心房へ。

上行大動脈
左心室から出て、全身へ血液を送る大動脈のはじめの部分。心臓から上に出たあと、Uターンし下行大動脈になる。

肺動脈

左心房

大動脈

僧帽弁（左房室弁）

右心房

肺動脈弁

三尖弁（右房室弁）

左心室

右心室

下大静脈
下半身の血液を、右心房へ。

下行大動脈
上行大動脈から流れてきた血液を、下半身へ。

にある血液の性質がちがう。どんな血液が、どんな順で流れていくのか、心臓の中をのぞいてみよう。

ちぢんでふくらむポンプの動き

血液を全身へ行きわたらせるには、いきおいよく押しだす力が必要になる。心臓はそのために厚い筋肉をつかってポンプのように動いている。

心筋

心臓は、心筋というじょうぶな筋肉でできている。いちばん強い力がかかるのは左心室なので、左心室のまわりにはとくに厚い筋肉がついている。

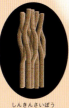

心筋細胞

ビューポイント 筋肉と弁の動きを見る

1 左右の心房の筋肉がちぢみ、2つの房室弁が開いて、血液が心室に流れこむ。
三尖弁（右房室弁）が開く　僧帽弁（左房室弁）が開く

2 心室に血液がたまると房室弁が閉じ、心室が収縮し始める。

2つの動脈弁は閉じている

3 左右の心室の筋肉がちぢみ、2つの動脈弁が開いて、血液が心臓の外へ送りだされる。
動脈弁が開く　僧帽弁が閉じる　心室の筋肉がちぢむ

4 血液が出ていくと心室の筋肉がゆるみ、2つの動脈弁が閉じる。
三尖弁が閉じる

→ 弁が開閉するようすを8ページで見てみよう！

血液の流れ

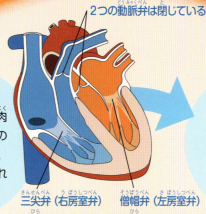

右側の流れ

全身からあつまった血液
（二酸化炭素を多くふくんでいる）

❶ 上下の大静脈から右心房に入る。
❷ 右心房から出て、右心室へ。（三尖弁が開く）
❸ 右心室から出て、肺動脈をとおって左右の肺へ。（肺動脈弁が開く）
※ 肺で二酸化炭素と酸素を交換する。これをガス交換という（→ P9）。

右の肺へ　左の肺へ　右心房　左心房　右心室　左心室

左側の流れ

肺でガス交換をした血液
（酸素を多くふくんでいる）

❹ 左右の肺から、肺静脈をとおって左心房へ。
❺ 左心房から出て、左心室へ。（僧帽弁が開く）
❻ 左心室から出て、大動脈をとおって全身へ。（大動脈弁が開く）

マルチアングル人体図鑑 心臓と血液

心臓のしくみ②

血液循環の2つのルート

　心臓の4つの弁は、心房と心室がちぢんだり（収縮）、ふくらんだり（拡張）することによって、開いたり閉じたりしている。心臓がドクン！　というのは、弁が開いたり、閉じたりする音だ。心臓が一定のリズムで収縮と拡張をくり返すことを**拍動**という。

　心臓が1回拍動するあいだに、血液は心室から出ていき、べつの血液が心房に入ってくる。右心室から出ていく血液と、左心室から出ていく血液は、ちがうルートをめぐることに気づいただろうか？　「ひとめぐりして元にもどる」のをくり返すことを**循環**というが、血液は心臓を中心に、2つの循環ルートをめぐっている。右ページの絵で確かめよう。

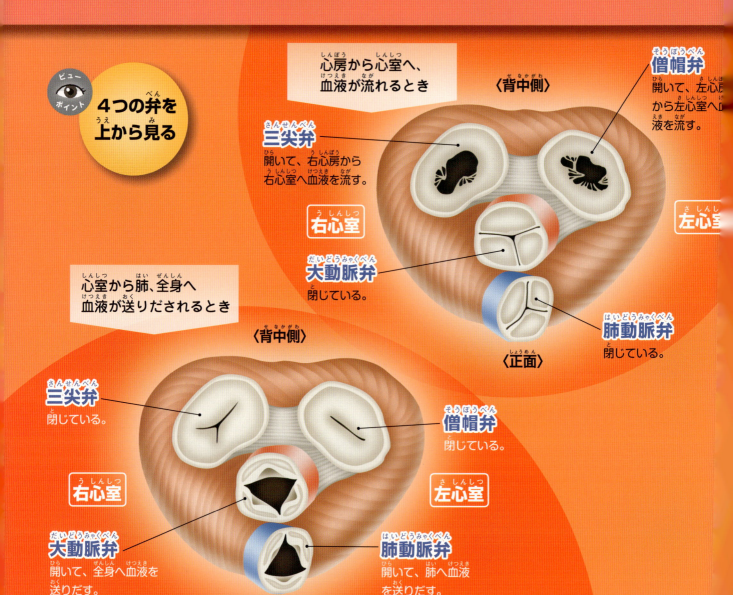

ビューポイント：4つの弁を上から見る

心房から心室へ、血液が流れるとき
- 三尖弁：開いて、右心房から右心室へ血液を流す。
- 僧帽弁：開いて、左心房から左心室へ血液を流す。
- 大動脈弁：閉じている。
- 肺動脈弁：閉じている。

心室から肺、全身へ血液が送りだされるとき
- 三尖弁：閉じている。
- 僧帽弁：閉じている。
- 大動脈弁：開いて、全身へ血液を送りだす。
- 肺動脈弁：開いて、肺へ血液を送りだす。

心臓を中心とした「肺循環」と「体循環」

血液循環のルートのひとつは、**肺循環**という。右心室から出て肺をとおり、左心房へもどるルートだ。右心室から出た血液は、からだじゅうからあつめた二酸化炭素をふくんでいて、これを肺の中にある肺胞という小さな袋へ運んでいく。すると、血液中の二酸化炭素は肺胞に吸収され、反対に、酸素が血液中に出てくる。これを**ガス交換**という。ガス交換を終えて酸素を受けとった血液は、左心房から心臓にもどる。ここまでが肺循環だ。

もうひとつのルートは、**体循環**といい、左心室から出て全身をめぐり、右心房にもどる。血液を運ぶ血管は、からだのはしに行くほど細くなり、**毛細血管**（→P12）という、ごく細い血管になる。毛細血管の血液は、全身の臓器や筋肉に酸素と栄養をあたえるのと同時に、二酸化炭素やいらないものを受けとって心臓にもどる。

肺循環＝緑色の矢印の流れ
血液は肺で酸素を受けとり、二酸化炭素は気管をとおって外に出される。血液が1周する時間は3～4秒くらい。

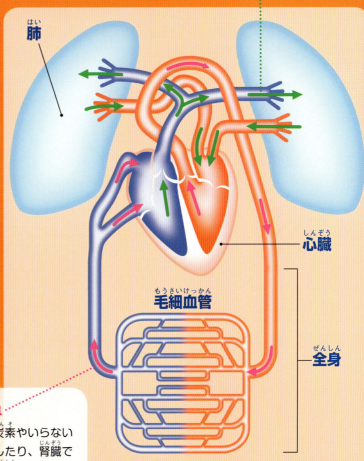

体循環＝ピンク色の矢印の流れ
全身に酸素と栄養をとどけ、二酸化炭素やいらないものを受けとる。小腸で栄養を吸収したり、腎臓でいらないものをろ過したりしながら全身をめぐり、血液が1周する時間は数十秒～1分くらい。

僧帽弁は「司教冠」の形！

4つの弁のうち3つは、3枚のヒダでできている。ところが、僧帽弁だけはヒダが2枚だ。名前も僧帽弁だけとくべつな感じだが、これは、カトリック教会の司教がかぶる司教冠（ミトラ）に形が似ていることから名づけられた。僧帽とは「お坊さん（司教）がかぶる帽子」のこと。僧帽筋という名前の筋肉もあるが、この僧帽は、修道士の服のフードのことなので、僧帽弁とはちがう形だ。

Q 心拍数、血圧、脈拍って何？

A 心臓が1分間に拍動する回数を**心拍数**という。ふつうは1分間に60～80回くらい拍動していて、子どものほうが、おとなより回数が多い。

心臓の拍動に合わせて、血管も血液に押されて広がったり、ちぢんでせまくなったりしている。血液が血管のかべを押す力のことを**血圧**といい、1回の拍動で血圧は上がったり下がったりする。

血管が拡張・収縮するリズムを**脈**、または**脈拍**という。

心臓のしくみ③

拍動のリズムをつくるもの

　心臓は、きそく的なリズムで拍動している。収縮と拡張のタイミングがずれないのは、心臓のある部位があいずを送っているからだ。右心房の入り口にある**洞房結節**という部位の心筋が、電気刺激を発生させて、きっかけのあいずを送っている。

　心筋は、電気刺激を受けるとちぢみ（収縮）、電気刺激がなくなるとゆるんでふくらむ（拡張）。洞房結節の刺激は、はじめに左右の心房に伝わって筋肉を収縮させる。つぎに、刺激が左右の心室に伝わると、心房の筋肉はゆるみ、心室の筋肉が収縮する。このくり返しで心臓は拍動する。刺激が伝わる道すじのことを**刺激伝導系**という。

ビューポイント **刺激伝導系を見る**

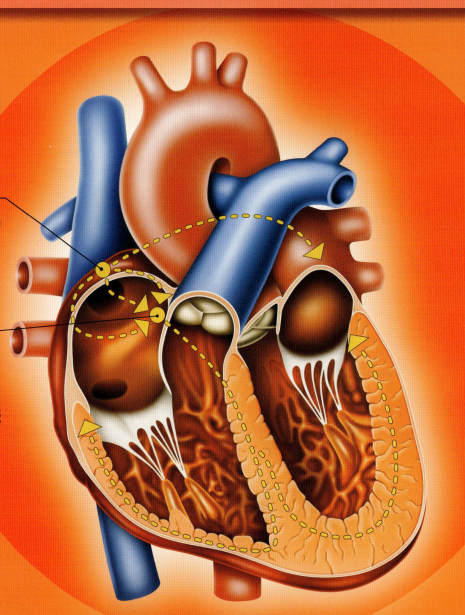

洞房結節
電気刺激を発生させて、拍動のきっかけをつくる。
※黄色の点線が刺激伝導系。

房室結節
洞房結節からの刺激を受けとめて、左右の心室に伝える。洞房結節に問題がおこったときは、房室結節がかわりに電気刺激を発生させる。

「ペースメーカー」と「植え込み型除細動器」

心臓の刺激伝導系が、なんらかの原因ではたらかなくなると、心臓は正しく拍動することができなくなってしまう。拍動のリズムがおそくなれば、脳は酸素不足になり、いのちを落とすおそれもある。そこで、拍動がおそい人には、心臓の近くに**ペースメーカー**という装置をうめこみ、電気刺激を人工的につくりだすことがある。拍動があまりにも速すぎるのはもっときけんで、その場合は**植え込み型除細動器**という装置をうめこんでコントロールする。

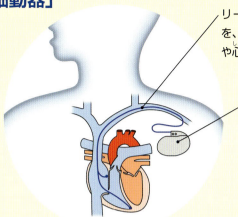

リードとよばれる電線を、症状によって心房や心室に固定する。

ペースメーカーや植え込み型除細動器の本体は、右か左の鎖骨の下にうめこむことが多い。

心電図を見てみよう

心電図は、心臓で発生した電気刺激を記録して、グラフにしたものだ。心電図に異常がないかを見ることで、心臓のさまざまな病気を発見することができる。

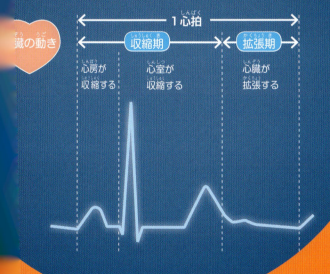

Q AEDって何?

A 学校やスポーツ施設、人が多くあつまる場所などには、ハートマークとAEDという文字が書かれた機械が設置されている。AED（Automated External Defibrillator）は、日本語では自動体外式除細動器といい、心室がけいれんして血液を送りだせなくなったときに、心臓に電気刺激をあたえて、正しい拍動を取りもどさせる機械だ。音声ガイドにしたがえば、はじめてさわる人でも安全につかえるようにできている。心臓から血液を送れなくなったときは、1秒でもはやく元にもどす必要があるので、いざというときは救急車が到着する前に、一般の人がこの機械をつかうことが大切になる。

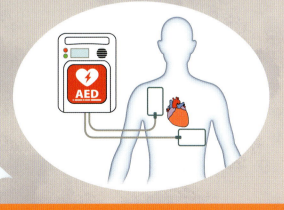

全身の血管

3種類の血管が全身をめぐる

血液は、生きていくために必要なさまざまな成分をふくんでいる。その血液を、心臓のポンプの力をつかってからだのすみずみにとどけることと、いらなくなったものを回収することが血管のおもなやくわりだ。

血管は大きく3種類に分けられる。心臓から出た血液を運ぶ**動脈**、血液を心臓にもどす**静脈**、そして、あみの目のようにからだじゅうに広がる**毛細血管**というごく細い血管。

動脈は枝分かれしながら細くなっていき、やがて毛細血管になり、血管の膜をとおして、全身の細胞に酸素や栄養をわたす。細胞は、二酸化炭素や不要なものを静脈のそばの毛細血管にわたし、毛細血管はあつまりながら少しずつ太い血管になり、静脈につながっていく。

ビューポイント　おもな血管を見る

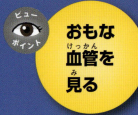

橈側皮静脈／上腕動脈／上腕静脈／橈骨動脈／尺骨動脈／尺側皮静

Q 血管が青く見えるのはなぜ？

A 皮膚のすぐ下に見えているのは、**皮静脈**という種類の静脈だ。ほかの静脈や動脈は、からだのもっと深いところをとおっている。静脈には黒っぽい赤色の静脈血が流れているが、皮膚をとおして見ると、それが青く見える。

血管がちゃんと赤く見えている部分もある。まぶたの裏側などだ。見えているのは毛細血管で、まぶたの裏は皮膚がうすく、毛細血管の膜もうすいので、赤い色がそのまま見えるのだ。

ビューポイント　全身の血管を横から見る

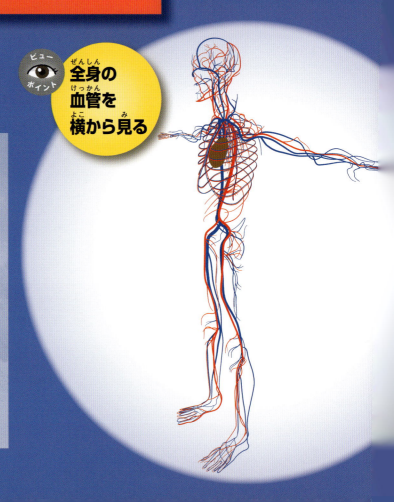

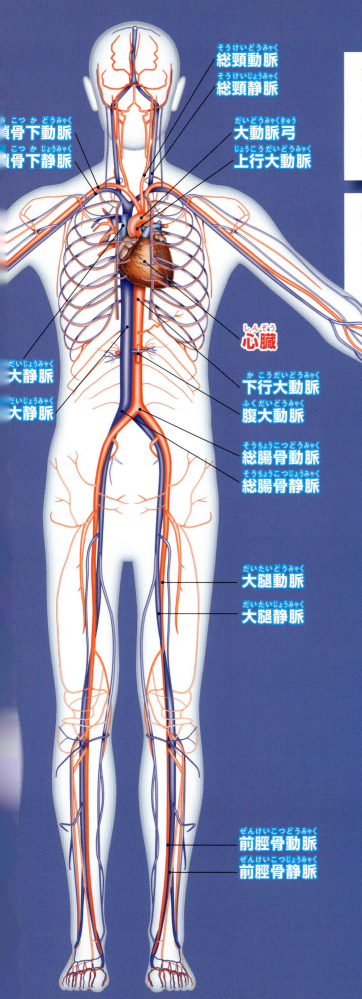

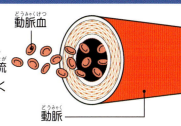

動脈
心臓から出てくる血液を運ぶ血管。ふつうの動脈では、中を**動脈血**が流れている。動脈血は酸素を多くふくみ、あざやかな赤色をしている。

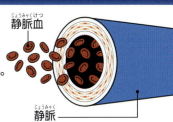

静脈
血液を心臓にもどす血管。ふつうの静脈では、中を**静脈血**が流れている。静脈血は二酸化炭素を多くふくみ、黒っぽい赤色をしている。

→ 毛細血管と、血管のくわしい構造は、14〜15ページで見よう。

肺循環では血液が入れかわる！

心臓から全身に送られていく、酸素をたっぷりふくんだ血液を**動脈血**という。反対に、全身をめぐって二酸化炭素をたくさん受けとってきた血液は**静脈血**という。ふつうは、動脈の中を動脈血が流れ、静脈の中では静脈血が流れているが、**肺循環**（→P9）の血管では、反対のことがおこる。心臓を出て肺に入る肺動脈には静脈血が流れ、肺を出て心臓へ入る肺静脈には動脈血が流れている。そんなふしぎなことがおこるのは、肺が**ガス交換**というしごとをしているからだ。

マルチアングル人体図鑑 心臓と血液 **13**

血管の構造

やくわりによってちがう形

動脈は、心臓からいきおいよく出てくる血液が流れる血管なので、その力にたえられるように、厚いかべでできている。
静脈は、心臓を出てから時間がたった血液が流れているので、いきおいが弱く、かべは動脈よりうすい。かべの構造は似ていて、動脈も静脈も3層になっている。

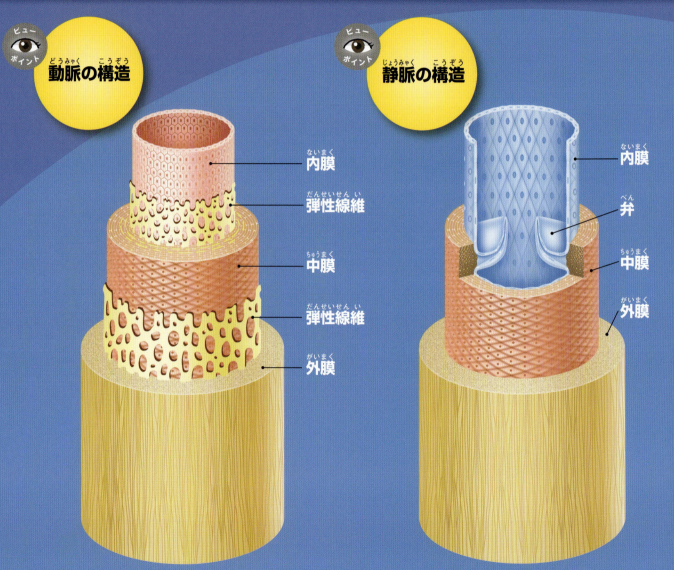

動脈の構造 — 内膜、弾性線維、中膜、弾性線維、外膜

静脈の構造 — 内膜、弁、中膜、外膜

内膜・中膜・外膜の3層構造。層のあいだには、弾性線維という、弾力のある線維でできたシート状の組織があり、血管ぜんたいにゴムのような弾力がある。中膜は**平滑筋**という筋肉と弾性線維できている。

動脈と同じ3層構造だが、それぞれの膜が動脈よりうすい。とくに内膜がうすく、弾性線維も少ない。太さが1mm以上の静脈には弁があり、逆流をふせぐことと、血液の流れを速めるやくわりをしている。

いちばん太い血管は大動脈と大静脈で、太い部分の直径は2.5〜3cmくらいだ。

毛細血管の太さは0.005〜0.02mmくらい。かべは1層の膜でできていて、細胞とのあいだで酸素と二酸化炭素、栄養と不要なものの交換をするために、小さな穴があいている。

手の毛細血管を見る

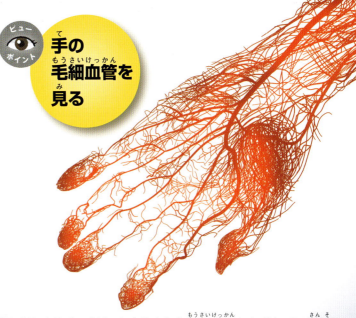

からだのすみずみまではりめぐらされた毛細血管をとおして、酸素や栄養が指先の細胞にまで運ばれる。毛細血管から外にしみだした酸素と栄養は、細胞のまわりにある間質液という液体と混ざり合い、じわじわと細胞の中へ入っていく。細胞から外に出た物質も、間質液と混ざり合って、静脈とつながる毛細血管にしみこんでいく。

毛細血管の構造

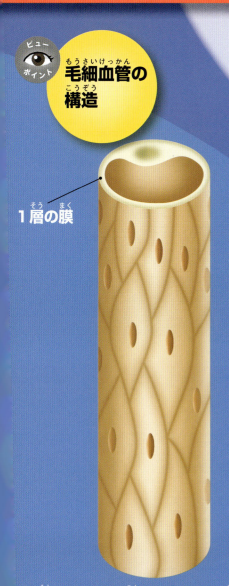

1層の膜

1層のやわらかい膜でできていて、酸素や栄養などをとおすための小さな穴がたくさんあいている。太さは、赤血球（→P18）がやっととおれるくらい。動脈から枝分かれしてできた毛細血管は、やがて静脈につながる。

Q 動脈硬化って何？

A ゴムのような弾力をもっている動脈だが、おとなになるにつれて、弾力性はへっていく。血管が年をとるのだ。動脈がかたくなると、血液をうまく運べなくなったり、やぶれやすくなったりしてしまう。これを動脈硬化という。

ただし、栄養バランスのよい食事をしたり、運動不足にならないようにからだを動かしたりすることで、血管が年をとりにくくすることができる。おとなになってからではなく、子どものころから健康によい生活をすることが大切だ。

日本人に多いタイプの動脈硬化

① 正常な動脈。

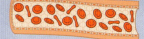

② 血液中に悪玉コレステロールとよばれる成分がふえると、動脈の膜のあいだにその成分がたまり、プラークというこぶができる。動脈はだいぶかたくなっている。

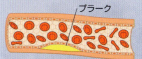

プラーク

③ プラークがやぶれると、そこに血栓という血のかたまりができて血管をふさいでしまう。たとえば、冠状動脈（→P4）をつまらせると、心筋梗塞という病気をおこして、いのちのきけんをまねく。

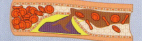

血液の行き先

いちばん多く流れていく場所は？

血管はどこへ、どのくらいの量の血液を運んでいるのだろう？

からだを動かさないでしずかにしている安静時は、1分間におよそ5リットルの血液が、左心室から出ていく。そのうち、1つの器官でいちばん多く血液が流れていくのは腎臓だ。脳や筋肉にも、たくさんの血液が運ばれる。

運動をするときは、安静時よりも多くの血液が必要だ。ただし、からだの中にある血液の量は変わらないので、心臓が速く動いて、血液の循環を速くし、新しい血液が必要なところへつぎつぎにとどけられる。また、血液の行き先も少し変わる。運動でつかう筋肉に多くの血液がとどけられ、その分、ほかの場所へ行く量がへるのだ。

ビューポイント：血液が運ばれるわりあいを見る

心臓から送りだされる血液のうち、何パーセントの血液が、どこへ運ばれていくのか見てみよう。

心臓

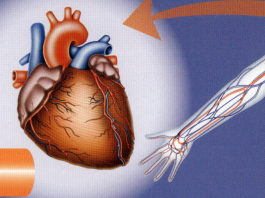

5％くらい

心臓がじぶんでつかうために運ばれる血液は、安静時も運動時も5パーセントくらい。

骨格筋

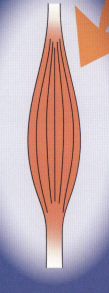

安静時 **15〜20％**

運動時 **80〜85％**

安静時は15〜20パーセント。運動するときはたくさんのエネルギーをつかうので、最高で80〜85パーセントもの血液が運ばれることもある。

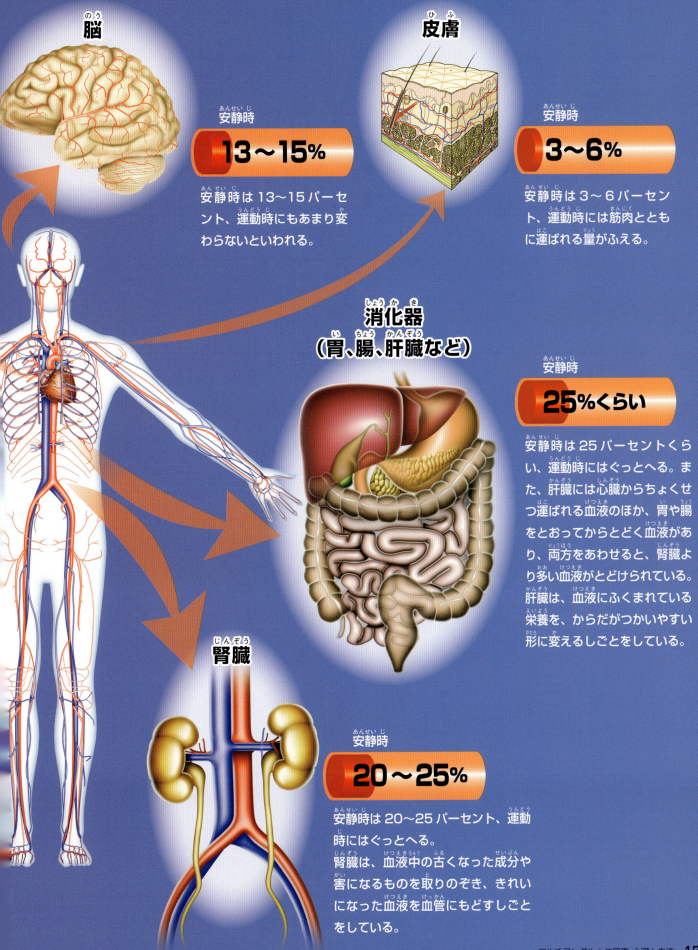

液体と、3種類の血球でできている
血液の種類

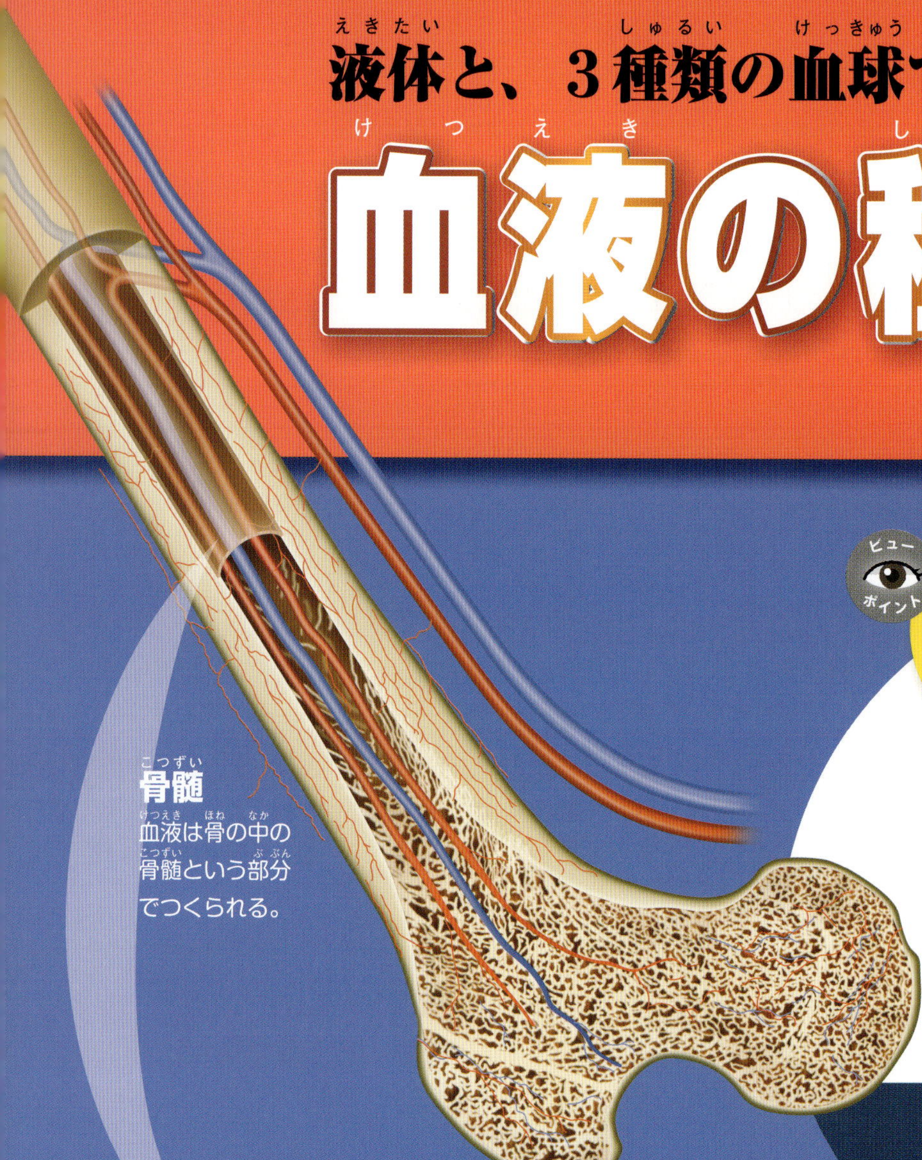

骨髄
血液は骨の中の骨髄という部分でつくられる。

赤血球を見る
直径 0.007〜0.008mm

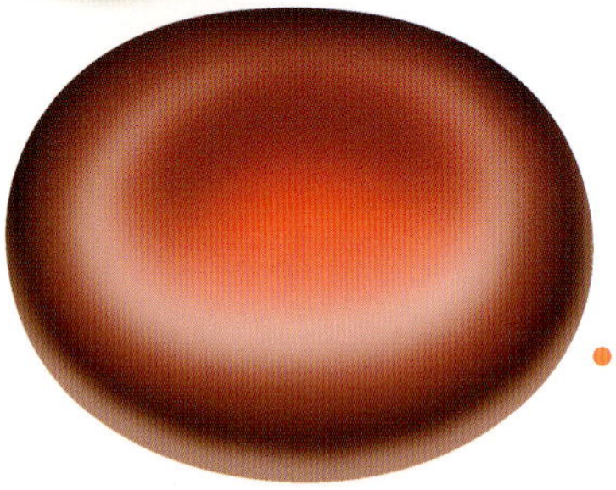

酸素を運ぶことがしごと。中にはヘモグロビンという、酸素とむすびつきやすい物質がたくさんつまっている。血液の赤い色は、ヘモグロビンの色だ。

赤血球、白血球、血小板になる。

すべての血球のもとは、**造血幹細胞**という1種類の細胞。

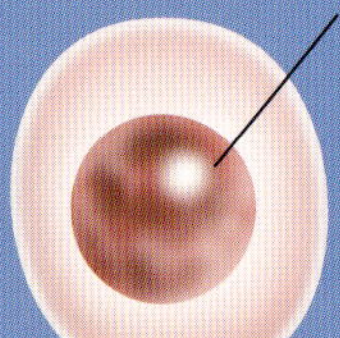

核

造血幹細胞
核の中には、からだの設計図であるDNAが入っている。

赤血球を切って横から見る

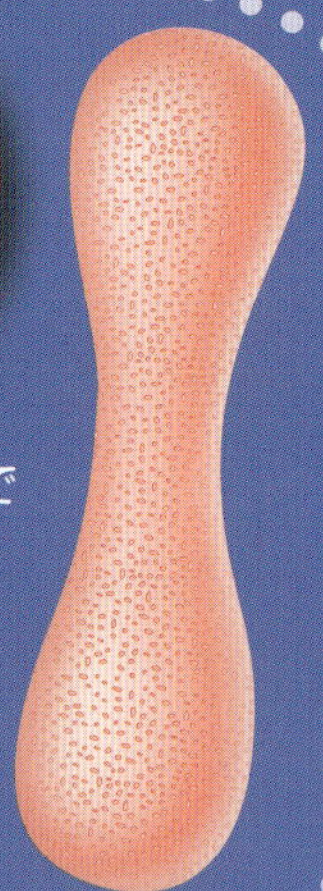

まん中がへこんでいるのが特徴。

血液の成分をくわしく見ると、液体成分の血しょうと、3種類の血球に分けられる。

血液の半分以上は、血しょうでできている。血しょうには、いろいろなものがとけこむので、それを目的地へ運ぶことが血しょうのしごとだ。栄養や、ホルモンという重要な物質、いらなくなったものも血しょうが運ぶ。

血液ののこり半分は、赤血球、白血球、血小板という3種類の血球からできている。ただし、わりあいで見ると、そのほとんどが赤血球だ（→P23）。血球は形や色、大きさが少しずつちがい、それぞれのやくわりをもっている。

白血球を見る

直径 0.006〜0.01mm

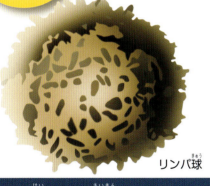

リンパ球

からだに入ってきた細菌やウイルスなどの敵をやっつけることがしごと。白血球にはたくさんの種類がある（→P22）。

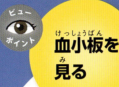

血小板を見る

直径 0.002〜0.005mm

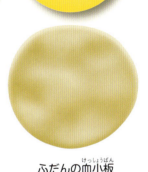

ふだんの血小板　とげを出した血小板

血管が傷ついたときに、血液をかたまらせて出血を止めることがしごと。ふだんは、まん中がふくらんだ円盤形をしているが、血液をかためるときは、とげのような突起を出す（→P20）。

形を変えられる赤血球

赤血球には核がなく、弾力があって、形を変えることができる。赤血球の大きさは、毛細血管をやっととおれるくらいだが、変形することでせまいところでもとおりぬけられる。

核をもっていない分、赤血球がじぶんでつかう酸素は少なく、たくさん酸素を運べるようになっている。

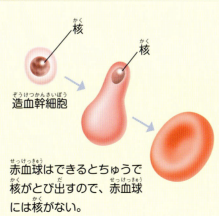

造血幹細胞

赤血球はできるとちゅうで核がとび出すので、赤血球には核がない。

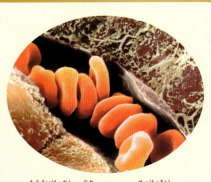

毛細血管の中をすすむ赤血球の電子顕微鏡写真

マルチアングル人体図鑑　心臓と血液

血小板が出血を止める
傷がふさがる メカニズム

けがなどで血管が傷つくと、血液が流れ出てくるが、ふつうは数分で血液がかたまり、出血は止まる。そのとき、血管の中では何がおこっているのだろう？

ここで、まっさきに活躍するのが**血小板**だ。血管が傷つくと、その近くの血小板がすぐに気づいて、なかまの血小板をあつめる。そして、突起（とげ）を出して血小板どうしでくっつきあい、**血栓**（血液のかたまり）をつくって傷口にふたをする。ここまでが第1段階だ。

第2段階は、血液の中にあるフィブリノーゲンというたんぱく質が活躍する。フィブリノーゲンは、フィブリンという、あみの形に変化する。フィブリンのあみが、赤血球や血小板にからみついて、血小板でできたふたを、さらにしっかりかためる。かためた部分が、からだの外側でかわいたものが、「かさぶた」だ。

ビューポイント 傷口を拡大して見る

血小板　赤血球　白血球

傷口から出血

血小板は、赤血球や白血球よりも血管のかべに近いところを流れているので、血管が傷ついたときにすぐに気がつく。

SPOTLIGHT
よい血栓、きけんな血栓

傷口をふさぐために血栓ができるのは、大切なことで、傷が治れば、しぜんにとけてなくなる。これにたいして、動脈硬化でできる血栓は、血管をふさいでしまうことがあり、とてもきけんなものだ（→P15）。

きけんな血栓は、静脈にもできることがある。静脈を流れる血液は、とくに足のあたりでは、心臓のポンプで送りだされてから時間がたっているので、い

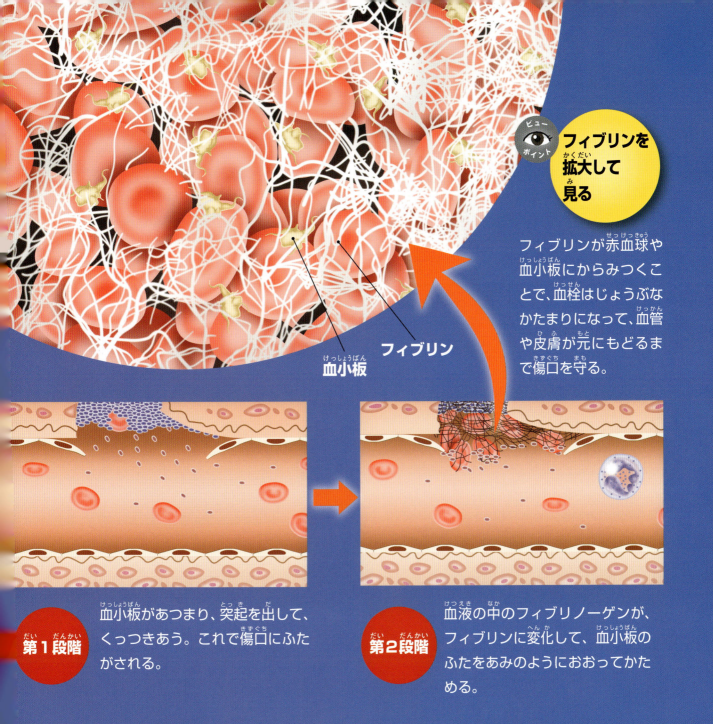

フィブリンを拡大して見る

フィブリンが赤血球や血小板にからみつくことで、血栓はじょうぶなかたまりになって、血管や皮膚が元にもどるまで傷口を守る。

血小板
フィブリン

第1段階 血小板があつまり、突起を出して、くっつきあう。これで傷口にふたがされる。

第2段階 血液の中のフィブリノーゲンが、フィブリンに変化して、血小板のふたをあみのようにおおってかためる。

が弱い。そこで、足の筋肉がポンプのかわりをして流れ助けている。ところが、長い時間すわり続けているときどは、筋肉のポンプがはたらかなくなり、血液の流れがくなって、足の静脈に血栓ができやすくなるのだ。できた血栓が肺まで流れていき、血管をつまらせてしまことがある。これは**肺血栓塞栓症**といって、いのちにかる病気だ。

長い時間、乗り物に乗るときなどは、ときどきかかとの上げおろしなどをして、血液の流れをよくしよう。

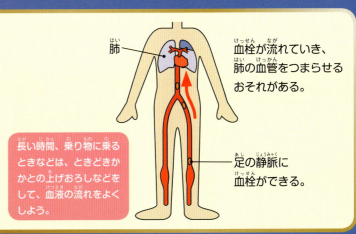

肺
血栓が流れていき、肺の血管をつまらせるおそれがある。
足の静脈に血栓ができる。

マルチアングル人体図鑑 心臓と血液

外敵からからだを守る
白血球のなかま

　白血球は、病原体などの外敵から、からだを守る**免疫**（→P28）というしくみのためにはたらいている。細菌やウイルスなど、さまざまな敵とたたかうために、白血球にはたくさんのなかまがいる。やくわりのちがうものが、チームを組んでたたかうのだ。

　白血球のなかまは、大きくは、**顆粒球、リンパ球、単球**に分けられる。病原体を食べるようにとりこんでしまうものもいるし、敵の情報を、ほかの血球に伝える係りもいる。こわれてしまったからだの細胞を分解するのも、白血球のやくわりだ。

顆粒球のなかま

　好中球、好酸球、好塩基球は、白血球の中の顆粒球というなかまで、中に顆粒（小さなつぶ）がある。顆粒球はみんな、からだに入ってきた細菌などの病原体をじぶんの中に取りこみ、顆粒をつかって分解して、病原体を殺す。そして分解したあとは、じぶんも死んでしまう。

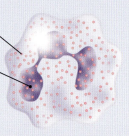

顆粒
成長した好中球は核が3つくらいに分かれている。

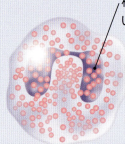

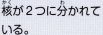
核が2つに分かれている。

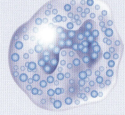

好中球
白血球のなかまの中で、いちばん数が多い。傷口が化膿して出る「うみ」は、細菌を食べて死んだ好中球のあつまり。

好酸球
寄生虫を攻撃する。また、アレルギー反応（→P29）をおさえるはたらきをする。

好塩基球
白血球のなかまの中で、いちばん数が少ない。顆粒の中に、アレルギー反応に関係するヒスタミン（→P29）という物質をもっている。

リンパ球

白血球のなかまの中でいちばん小さい。リンパ球には、T細胞（Tリンパ球）、B細胞（Bリンパ球）、NK細胞などの種類があり、それぞれが、免疫のしくみの中で重要なやくわりをもっている。リンパ球は血管の中だけでなく、**リンパ管**（→P24）の中もめぐっている。また、脾臓（→P26）にもたくさんあつまっている。

からだの中にはどのくらい血液がある？

全身の血液をぜんぶあわせると、体重の8パーセントくらいになる。体重60kgの人なら、約4.8kg（4.8リットル）が血液の重さだ。

血液の成分のわりあいを見ると、図のようになる。白血球のわりあいは少ないが、敵とたたかえるのは白血球だけだ。

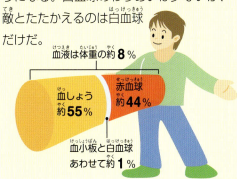

血液は体重の約8％
血しょう 約55％
赤血球 約44％
血小板と白血球 あわせて約1％

単球

白血球のなかまの中でいちばん大きく、中に顆粒をもっている。血管の外に出ていくと、マクロファージと樹状細胞に変わる。

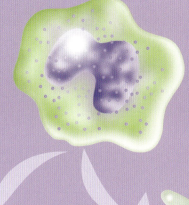

木の枝のように突起が出ている。

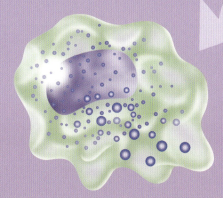

マクロファージ
大食細胞ともいい、病原体のほか、こわれた細胞などを取りこんで分解する。病原体の情報をヘルパーT細胞（→P28）に伝えるしごともする。

樹状細胞
病原体を取りこんで分解する。また、病原体の情報を、マクロファージより多くヘルパーT細胞に伝える。

外敵をふせぐ、ゴミを運びだす
リンパとリンパ管

血液が血管の中を流れているように、**リンパ**は、**リンパ管**の中を流れて全身をめぐっている。

リンパは、リンパ球（→ P22）をたくさんふくんだ液体だ。血液の液体成分が、毛細血管からもれ出て、リンパになる。リンパ球は血管の中もめぐっているが、リンパ管は、リンパ球の専用通路だ。ここをリンパ球がパトロールして、病原体などの外敵が、からだの奥深くへ侵入するのをふせいでいる。リンパ管のところどころに**リンパ節**があり、ここにはとくに多くのリンパ球があつまって、守りをかためている。

また、細胞が出したゴミをあつめて運びだすことや、小腸で栄養素の脂質を受けとって運ぶことも、リンパの重要なしごとだ。

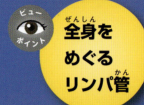

ビューポイント　全身をめぐるリンパ管

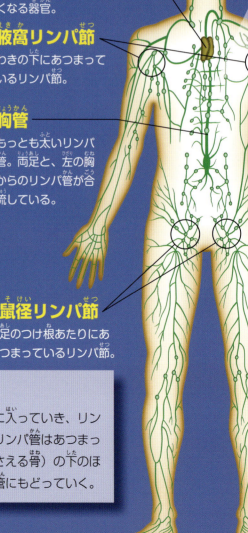

頸部リンパ節
首にあつまっているリンパ節。かぜをひいたときなどに、はれることがある。

胸腺
リンパ球が育って、T細胞（→ P28）になる場所。おとなになると小さくなる器官。

腋窩リンパ節
わきの下にあつまっているリンパ節。

胸管
もっとも太いリンパ管。両足と、左の胸からのリンパ管が合流している。

鼠径リンパ節
足のつけ根あたりにあつまっているリンパ節。

リンパが流れるルート
毛細血管からもれ出た液体は、まず細胞のあいだに入っていき、リンパ管より細い毛細リンパ管がそれを取りこむ。毛細リンパ管はあつまってリンパ管になり、全身をめぐって、鎖骨（肩をささえる骨）の下のほうで静脈に合流する。リンパはここでふたたび、血管にもどっていく。

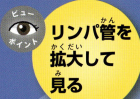

リンパ管を拡大して見る

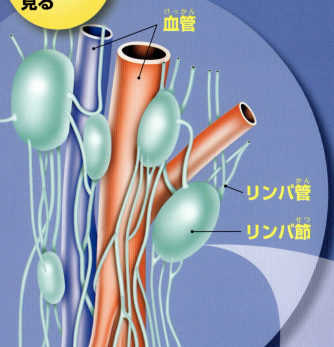

- 血管
- リンパ管
- リンパ節

扁桃でもたたかうリンパ球

リンパ節は、外敵とたたかう場所なので、細胞が傷ついて炎症をおこし、はれたり熱が出たりすることがある。

口の中の扁桃にもリンパ小節があつまっていて、外敵が入りこむのをふせいでいるため、ここも炎症をおこして、**扁桃炎**という病気になりやすい場所だ。

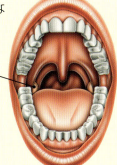

口蓋扁桃
口の中にある4種類の扁桃のひとつ。

リンパ節を拡大して中を見る

リンパ節の大きさは、米つぶ大から大豆くらいまでさまざま。**リンパ小節**という部分にリンパ球があつまっていて、マクロファージや樹状細胞（→P23）もいる。リンパ球が病原体を攻撃し、マクロファージや樹状細胞が、病原体の死がいや不要なものを分解して、きれいになったリンパを送りだすしくみだ。

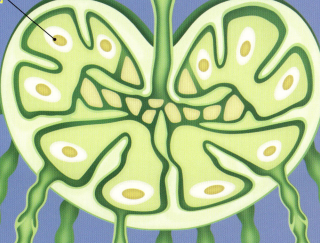

輸出リンパ管
きれいになったリンパが出ていく。

弁
リンパの逆流をふせぐ。

リンパ小節

輸入リンパ管
リンパがリンパ節に流れこむ。

マルチアングル人体図鑑 心臓と血液

古くなった血液をリサイクル 脾臓

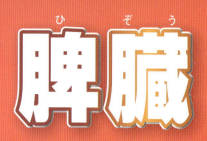

血液と深くかかわっている器官がもうひとつある。膵臓の左側、胃の左後ろにある**脾臓**だ。脾臓のやくわりは大きく2つある。ひとつは、古くなった赤血球をこわして、ヘモグロビン(→P18)にふくまれている鉄などをリサイクルすること。もうひとつは、運ばれてきた血液をチェック

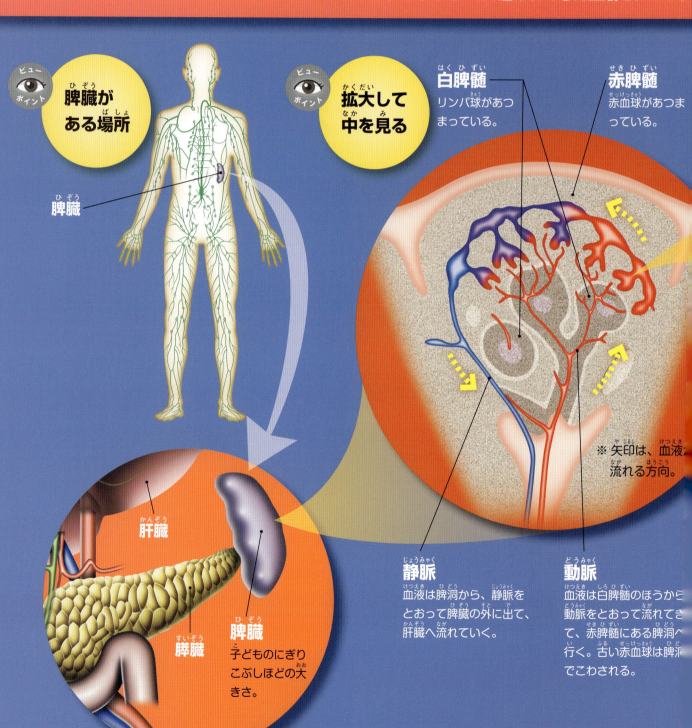

ビューポイント 脾臓がある場所

脾臓

ビューポイント 拡大して中を見る

白脾髄 リンパ球があつまっている。

赤脾髄 赤血球があつまっている。

※ 矢印は、血液の流れる方向。

肝臓

膵臓

脾臓 子どものにぎりこぶしほどの大きさ。

静脈 血液は脾洞から、静脈をとおって脾臓の外に出て、肝臓へ流れていく。

動脈 血液は白脾髄のほうから動脈をとおって流れてきて、赤脾髄にある脾洞へ行く。古い赤血球は脾洞でこわされる。

して、病原体などがまぎれこんでいたら、リンパ球をつかって取りのぞくことだ。

脾臓の中をくわしく見ると、赤血球をこわすしごとは、赤脾髄という部分の**脾洞**という特しゅな血管でおこなわれ、病原体を取りのぞくしごとは、白脾髄でおこなわれている。

脾臓にはさまざまな「ふしぎ」がある

脾臓は、母親のおなかの中にいるときは、赤血球をつくるしごとをしている。生まれてからは、そのしごとは骨髄（→P18）でおこなわれるようになり、脾臓は赤血球をこわしてリサイクルする係りになる。

脾臓にたくさんの血液が流れてくることをいかして、馬は脾臓に血液をたくわえておき、走るときには脾臓から血液を送りだすようにしている。人間の脾臓は100〜150gくらいだが、馬の脾臓は2kgくらいある！

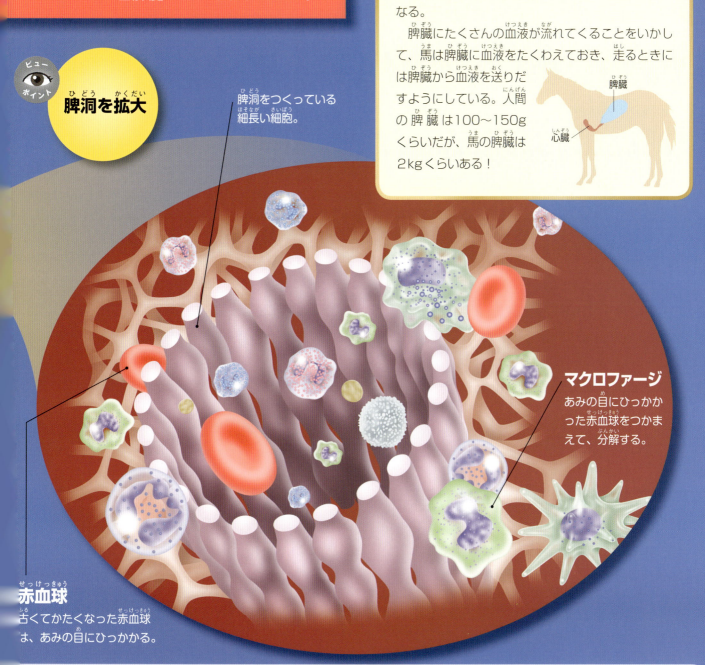

脾洞を拡大

脾洞をつくっている細長い細胞。

マクロファージ
あみの目にひっかかった赤血球をつかまえて、分解する。

赤血球
古くてかたくなった赤血球は、あみの目にひっかかる。

赤脾髄には脾洞という、特しゅな毛細血管がある。細長い細胞が並んでできたもので、血液は、このすきまを出入りする。脾洞と脾洞のあいだにはあみの目になった組織があり、古くてかたくなった赤血球は、あみの目にひっかかってしまう。そこにはマクロファージ（→P23）が待っていて、赤血球を分解する。

免疫とアレルギー

守るしくみと、強すぎる反応

からだに病原体などの外敵が入ってきたときに、それをたおそうとするはたらきを **免疫（免疫反応）** という。免疫のしごとをするのは、おもに白血球のなかまたちで、**免疫細胞** とよばれる。

免疫のしくみは2種類ある。ひとつは、敵が入ってきたらすぐに攻撃する **自然免疫** だ。もうひとつは **獲得免疫** といい、まず、病原体がもっている情報を読みとり、抗原

ビューポイント：免疫細胞を見る

自然免疫でかつやく

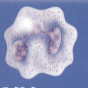
顆粒球のなかま（→P22）
敵をみつけるとすぐに攻撃する。

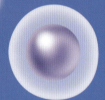
NK細胞（ナチュラル キラー細胞）
外から入ってきた敵よりも、病原体に感染した細胞や、がん細胞などをやっつけることがおもなやくわり。

情報を伝えるやくわり

マクロファージと樹状細胞（→P23）
どちらも、外敵などを分解するほか、抗原の情報をヘルパーT細胞に伝えるという、獲得免疫のために大切なはたらきをする。

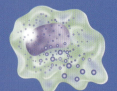
マクロファージ

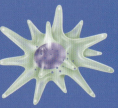
樹状細胞

ビューポイント：獲得免疫のしくみ

T細胞
外敵が侵入すると、ヘルパーT細胞とキラーT細胞に分かれる。

キラーT細胞
抗原を目印にして、病原体に感染した細胞を破壊する。

ヘルパーT細胞
B細胞に攻撃の命令を出して、抗体をつくるのを助ける。

B細胞
命令をうけて抗体をつくり、病原体（抗原）に送りこむ。

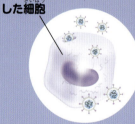

抗原に、抗体がぴったりはまると、その力がうばわれる。

病原体に感染した細胞 ← 攻撃

マクロファージ
弱った病原体や、キラーT細胞が破壊した細胞は、マクロファージが取りこんで分解する。

※2度目に同じ病原体が入ってきたときは、命令なしで、すぐにたくさんの抗体をつくれる。

としておぼえる。そして、その力を弱める**抗体**をつくってたたかうのだ。獲得免疫は、攻撃するまでに日数がかかってしまうが、2度目に同じ敵が入ってきたときは、抗原をおぼえているので、すぐにやっつけることができる。

免疫は、からだを守るための大切なしくみだが、ときにはそれが強くなりすぎて、**アレルギー**をおこすことがある。

Q 「免疫ができる」って、どんなこと？

A　たとえば「はしか」にかかって治ると、からだに、はしかの**抗体**ができる。するともう、はしかにかからなくなったり、かかったとしても軽くすんだりする。これが、はしかの免疫ができたということだ。

ただし、はしかの抗体は、はしかの**抗原**に対してしか、はたらかない。1つのカギ穴に合うカギは1つだけで、ほかのカギでは開けられないのと同じしくみだ。

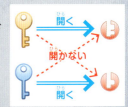

アレルギーがおこるしくみ

アレルギーは、免疫が強くはたらきすぎておこる、からだの反応だ。たとえば、花粉、食べ物、金属など、ほんらいは敵でないものに対して**抗体**をつくってしまい、やっつけたり、追い出そうとしたりする。その結果、肌がかゆくなったり、鼻水が出たり、じんましんが出たりするのだ。アレルギーのしくみを、スギ花粉症の例で見てみよう。

スギ花粉症のしくみ

① スギ花粉がからだの中に入る。

② スギ花粉はほんらい、からだにとって害のあるものではないが、免疫反応が強いと、外敵とみなして抗体をつくりだす。

抗体

③ 皮膚や粘膜にある**肥満細胞**に、抗体がくっつく。

④ 肥満細胞が顆粒からヒスタミンという物質を出す。

肥満細胞は、皮膚や粘膜などにある免疫細胞。ヒスタミンをたくさんもっていて、ふくらんでいるので肥満細胞とよばれるが、人が太ることとは関係ない。

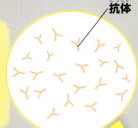

肥満細胞　ヒスタミン

⑤ ヒスタミンの刺激で鼻水が出たり、くしゃみが止まらなくなったりする。

マルチアングル人体図鑑 心臓と血液
さくいんと用語解説

太い数字は、くわしく紹介しているページです。

あ

アレルギー ……………………… 28, **29**
ウイルス ………………………………… 22
植え込み型除細動器 ……………… **11**
右心室 ……………………… 4, 5, **6**〜9
右心房 …………………… 4, 5, **6**〜7, 9
右肺 ………………………………………… 5
右房室弁 ………………………………… 6, 7
AED ……………………………………… **11**
腋窩リンパ節 ………………………… **24**
NK細胞 …………………………… 23, **28**

か

外膜 ……………………………………… **14**
核 …………………………………… 18, 19, 22
細胞がもっているもので、中に、からだの設計図であるDNAが入っている。
獲得免疫 ……………………………… 28
下行大動脈 …………………………… **6**, 13
ガス交換 ……………………… 7, 9, 13
下大静脈 ………………… 5, **6**, **7**, 13
顆粒球 ……………………………… **22**, 28
間質液 …………………………………… 15
冠状静脈 ……………………………… **4**
冠状動脈 ………………………… **4**, 15
肝臓 …………………………………… 17, 26
胸郭 ……………………………………… 5
胸管 …………………………………… **24**
胸骨 ……………………………………… 5
胸腺 …………………………………… **24**
キラーT細胞 ………………………… **28**
頸部リンパ節 ………………………… **24**
血圧 ……………………………………… 9
血液 ……………… 16〜21, 23, 26〜27
血管 …………………… 12〜15, 20, 24, 25
血球 …………………………………… 19
血しょう …………………………… 19, 23

血小板 ………………… 18, **19〜21**, 23
血栓 ……………………………… 15, **20**, 21
好塩基球 ……………………………… **22**
口蓋扁桃 ……………………………… **25**
抗原 …………………………………… 28, **29**
好酸球 ………………………………… **22**
抗体 …………………………………… 28, **29**
好中球 ………………………………… **22**
骨格筋 ………………………………… 16
骨髄 …………………………………… **18**

さ

細菌 ……………………………………… 22
細胞 …… 12, 15, 18, 22, 24, 25, 27, 28
からだをつくっている、いちばん小さなまとまり。さまざまな種類の細胞があり、たとえば1つの血球は、1つの細胞だ。
鎖骨下静脈 ………………………… **13**
鎖骨下動脈 ………………………… **13**
左心室 ……………………… 4, 5, **6**〜8
左心房 ……………………… 4, 5, **6**〜7, 9
左肺 ……………………………………… 5
左房室弁 ……………………………… 6, 7
三尖弁 ………………………………… **6**〜8
刺激伝導系 ………………………… 10, **11**
自然免疫 ……………………………… 28
自動体外式除細動器 ……………… **11**
尺側皮静脈 ………………………… **12**
尺骨動脈 …………………………… **12**
樹状細胞 ……………………… 23, 25, **28**
消化器 ………………………………… 17
上行大動脈 …………………… **4**〜**6**, 13
上大静脈 ……………………… **4**〜**7**, 13
静脈 ………………………… 6, **12**〜**14**, 26
静脈血 ………………………………… 13
上腕静脈 …………………………… **12**
上腕動脈 …………………………… **12**

心筋 ……………………………………… 6, 7
心筋梗塞 ……………………………… 15
血栓という血液のかたまりが、冠状動脈を完全にふさいでしまい、心筋に血液が送られなくなってしまう病気。
心室 …………………………………… **6**〜8
心臓 ………………… **4**〜**11**, 12, 13, 16
腎臓 …………………………………… 17
心電図 ………………………………… **11**
心拍数 ………………………………… 9
心房 …………………………………… **6**〜8
膵臓 …………………………………… 26
スギ花粉症 ………………………… **29**
脊柱 ……………………………………… 5
赤脾髄 ……………………………… 26, 27
赤血球 ……………… **18**, **19**, 23, 26, 27
前脛骨静脈 ………………………… **13**
前脛骨動脈 ………………………… **13**
総頸静脈 …………………………… **13**
総頸動脈 …………………………… **13**
造血幹細胞 ………………………… 18, 19
総腸骨静脈 ………………………… **13**
総腸骨動脈 ………………………… **13**
僧帽弁 ………………………………… **6**〜8
鼠径リンパ節 ……………………… **24**

た

体循環 ………………………………… 9
大静脈 ……………………………… 7, 1?
心臓の上から心臓に入っていく上大静脈と、心臓の下から入っていく下大静脈がある。上大静脈は胸から上のからだの血液を、下大静脈は胸から下のからだの血液を心臓にもどす。大動脈とともに、からだでいちばん太い血管。
大心静脈 ………………………………
大腿静脈 ……………………………… 1?
大腿動脈 ……………………………… 1?

大動脈　　　　　　　　　　　4，6，7，15
　心臓から上に向かって出ている部分を上行
　大動脈、上から下にカーブする部分を大動
　脈弓、そこから下へおりていく部分を下行
　大動脈という。また、下行大動脈はおなか
　の部分では腹大動脈とよばれる。大静脈と
　ともに、からだでいちばん太い血管。
大動脈弓　　　　　　　　　　　　　6，13
大動脈弁　　　　　　　　　　　　　6〜8
単球　　　　　　　　　　　　　　22，23
弾性線維　　　　　　　　　　　　　　14
中膜　　　　　　　　　　　　　　　　14
T細胞　　　　　　　　　　　　　23，28
Tリンパ球　　　　　　　　　　　　　23
橈骨動脈　　　　　　　　　　　　　　12
橈側皮静脈　　　　　　　　　　　　　12
洞房結節　　　　　　　　　　　　　　10
動脈　　　　　　　　　　6，12〜14，26
動脈血　　　　　　　　　　　　　　　13
動脈硬化　　　　　　　　　　　　　　15

な

内膜　　　　　　　　　　　　　　　　14
ナチュラルキラー細胞　　　　　　　　28
爪　　　　　　　　　　　　　　　　　17

は

肺　　　　　　　　　　　　　　　9，21
肺血栓塞栓症　　　　　　　　　　　　21
肺循環　　　　　　　　　　　　　9，13
肺静脈　　　　　　　　　　　　　4〜7
肺動脈　　　　　　　　　　　　　4〜7
肺動脈弁　　　　　　　　　　　　　6〜8
胞　　　　　　　　　　　　　　　　　9
拍動　　　　　　　　　　　　　　8〜10
脾臓　　　　　　　　　　　　　26，27
白血球　　　　　　18，19，20，22〜23，28
B細胞　　　　　　　　　　　　　23，28

Bリンパ球　　　　　　　　　　　　　23
皮静脈　　　　　　　　　　　　　　　12
ヒスタミン　　　　　　　　　　　　　29
脾臓　　　　　　　　　　　　　26，27
脾洞　　　　　　　　　　　　　26，27
皮膚　　　　　　　　　　　　　　　　17
肥満細胞　　　　　　　　　　　　　　29
病原体　　　　　　　　　　　22〜25，28
　微生物という、顕微鏡などをつかわないと
　見えない小さな生き物のうち、病気を引き
　おこす原因になるもののこと。細菌やウイ
　ルスなど、さまざまな種類の病原体がいる。
フィブリノーゲン　　　　　　　　20，21
フィブリン　　　　　　　　　　　20，21
腹大動脈　　　　　　　　　　　　　　13
平滑筋　　　　　　　　　　　　　　　14
　血管や胃、腸などのかべをつくっている筋
　肉。腕や足を動かす骨格筋とちがい、じぶ
　んの意志とは関係なく動く。
ペースメーカー　　　　　　　　　　　11
ヘモグロビン　　　　　　　　　　18，26
ヘルパーT細胞　　　　　　　　　23，28
弁　　　　　　　　　　　　6〜8，14，25
扁桃　　　　　　　　　　　　　　　　25
扁桃炎　　　　　　　　　　　　　　　25
房室結節　　　　　　　　　　　　　　10

ま

マクロファージ　　　　　　23，25，27，28
脈　　　　　　　　　　　　　　　　　9
脈拍　　　　　　　　　　　　　　　　9
免疫　　　　　　　　　　　22，23，28，29
免疫細胞　　　　　　　　　　　　　　28
免疫反応　　　　　　　　　　　　　　28
毛細血管　　　　　　　　9，12，15，19，24

や・ら

輸出リンパ管　　　　　　　　　　　　25

輸入リンパ管　　　　　　　　　　　　25
リンパ　　　　　　　　　　　　　24，25
リンパ管　　　　　　　　　　23，24，25
リンパ球　　　　　　　　　　　　22〜25
リンパ小節　　　　　　　　　　　　　25
リンパ節　　　　　　　　　　　　24，25
肋骨　　　　　　　　　　　　　　　　5

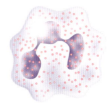

マルチアングル人体図鑑　心臓と血液　31

考えてみよう 血管にゴミをためないためには？

みなさんは、学年がひとつ上になって健康診断を受けるときは、「どのくらい身長が伸びたかな？」と、楽しみですね。

おとなになると、身長も測定しますが、もっとべつの数字が気になってきます。心臓や血管が、健康かどうかを確かめる数字です。心臓・血液・血管はひとつのチームなので、メンバーのだれかに悪いところがあれば、チーム全員が不健康になってしまいます。

チームが不健康になるきっかけはさまざまですが、いちばんは、「血管にゴミがたまったから」ということが多いようです。ゴミは、食べすぎたり、栄養がかたよったりしたために、血管の中にとり残されたものです。運動不足で、食べたものをエネルギーとして燃やせなかったときも、ゴミが残ることになります。このゴミが原因で血管がつまると、心筋梗塞（心臓の血管がつまる）や脳梗塞（脳の血管がつまる）といった、いのちをおびやかす病気になってしまいます！　おとなになって、このような病気にならないように、今からからだをよく動かして、食べすぎない習慣をつけておきましょう。

マルチアングル人体図鑑　**心臓と血液**

2018年2月10日　第1刷発行
2021年4月1日　第2刷発行

監修／高沢謙二
絵／松島浩一郎
文／川島晶子（ダグハウス）
編集協力／岩原順子
アートディレクション／石倉昌樹
デザイン／隈部瑠依　近藤奈々子（イシクラ事務所）

発行所／株式会社ほるぷ出版
発行者／中村宏平
〒102-0073　東京都千代田区九段北1-15-15
電話／03-6261-6691
https://www.holp-pub.co.jp

印刷／共同印刷株式会社
製本／株式会社ハッコー製本

NDC491　210×270ミリ　32P
ISBN978-4-593-58758-2　Printed in Japan

落丁・乱丁本は、小社営業部宛にご連絡ください。
送料小社負担にて、お取り替えいたします。